Síndrome del intestino permeable para principiantes

- *El libro de autoayuda* -

Cómo interpretar los síntomas del intestino permeable, reconocer las causas y curar tu intestino

Christoph Beckonert

CONTENIDO

Lo que te espera

Cualquiera que se enfrente al diagnóstico de "síndrome del intestino permeable" probablemente se dará cuenta rápidamente durante su propia investigación de que el tema es relativamente complejo. Pero, ¿por qué es así?

El síndrome del intestino permeable es una afección en la que la mucosa de nuestros intestinos es permeable a nivel microscópico, pero desgraciadamente no sólo para los nutrientes y otras moléculas importantes para las funciones corporales, sino también para sustancias que en realidad deberían haberse excretado con las deposiciones, como patógenos y toxinas como el alcohol. Si estas sustancias atraviesan la mucosa intestinal, pasan a la circulación a través de la sangre. Nuestro cuerpo reacciona a esto principalmente con reacciones inflamatorias que pueden provocar diversas dolencias.

En esta guía recibirás información detallada sobre la estructura de nuestro tubo digestivo, especialmente de los intestinos, las causas y consecuencias del síndrome del intestino permeable e información sobre cómo diagnosticarlo. Pero, en realidad, la pregunta más importante es: ¿Cómo puedo volver a controlarlo? El tratamiento del síndrome del intestino permeable se basa principalmente en tres pilares: un cambio en la dieta, la reducción del estrés y la reconstrucción del microbioma del intestino. Además, hay un capítulo detallado sobre los llamados diagnósticos diferenciales, es decir, enfermedades y dolencias que dan lugar a síntomas similares o iguales, pero que tienen otras causas subyacentes y, por tanto, deben tratarse de forma diferente. Los diagnósticos diferenciales del síndrome del intestino permeable son, por ejemplo, la intolerancia a la histamina o el síndrome del intestino irritable, ambos causantes de síntomas casi idénticos en los afectados.

Con información detallada sobre nutrición y salud intestinal y consejos adicionales sobre gestión del estrés, obtienes la base ideal para aliviar los síntomas del síndrome del intestino permeable o incluso hacerlos desaparecer por completo. No suena tan mal, ¿verdad?

¿Qué es un "intestino permeable"?

Bien, en primer lugar, es importante saber que el intestino permeable no es un diagnóstico reconocido por la medicina convencional. El tema del intestino permeable puede clasificarse más bien en el campo de la medicina alternativa, pero contrariamente a lo que afirman algunas personas, esto no significa que el intestino permeable sea una frivolidad inventada. En la actualidad, no existe ninguna base empírica para suponer que el intestino permeable sea la causa de enfermedades como la neurodermatitis y el reumatismo, o de dolencias permanentes como la diarrea y la fatiga. Sin embargo, el hecho de que la pared intestinal pueda ser permeable también es conocido en la medicina ortodoxa y se da, por ejemplo, en la enfermedad de Crohn o tras un consumo excesivo de medicamentos y alcohol. La diferencia entre la medicina alternativa y la ortodoxa en el tema del intestino permeable es que la medicina ortodoxa no opina actualmente que una pared intestinal permeable sea la causa de las enfermedades que acabamos de mencionar como ejemplo. En mi opinión, todo este asunto tiene algo de la pregunta de qué fue primero, ¿el huevo o la gallina?

Pero vayamos al tema en sí. "Intestino permeable" significa "intestino permeable". El intestino permeable puede causar una larga lista de problemas, casi como un "efecto dominó". Como puedes imaginar, una pared intestinal permeable hace que todo lo que introducimos en nuestro tracto gastrointestinal llegue de algún modo a lugares a los que no pertenece. En una persona con una mucosa intestinal intacta, estas sustancias simplemente no llegarían a la sangre, sino que se excretarían con las deposiciones.

En el síndrome del intestino permeable, nuestra mucosa intestinal ya no puede reaccionar adecuadamente ante las sustancias nocivas y los agentes patógenos, por ejemplo las bacterias. Como consecuencia, la mucosa se vuelve permeable y los contaminantes antes mencionados pueden escapar sin obstáculos del intestino. Entonces entran en la circulación a través de la sangre. Lógicamente, el organismo reacciona inmediatamente ante las sustancias nocivas en la circulación, y ahí es donde radica el problema. Las consecuencias de un intestino permeable son, en última instancia, reacciones alérgicas e inflamatorias con las que el cuerpo intenta combatir las sustancias nocivas.

Imagina a un albañil que a veces escatima un poco de mortero aquí y allá cuando construye una casa. La fachada tiene goteras y entra la lluvia. No es tan sencillo, por supuesto, pero a grandes rasgos, este ejemplo describe lo que ocurre en nuestro cuerpo en el síndrome del intestino permeable.

NUESTRO SISTEMA DIGESTIVO - UNA VISIÓN GENERAL

El tubo digestivo de una persona es un sistema muy complejo y consta de muchos componentes que deben estar bien coordinados. El síndrome del intestino permeable se produce principalmente en el intestino grueso, pero para poder reconocer y comprender los problemas y enfermedades del tubo digestivo, no basta con fijarse sólo en la parte afectada.

La digestión de nuestros alimentos comienza en la boca y no, como a menudo se supone erróneamente, en el estómago. Tras la ingestión de los alimentos por la boca, éstos se descomponen con la ayuda de los dientes y la lengua. La boca también recibe saliva, que se produce en las glándulas salivares. Durante el proceso de masticación, ésta se mezcla con la pulpa de los alimentos. Nuestra saliva contiene algo llamado amilasa, que es una enzima que descompone los hidratos de carbono en azúcares. Si masticas bien un trozo de pan y lo mantienes en la boca un rato antes de tragarlo, habrás notado que el pan empieza rápidamente a tener sabor dulce. Es en este momento cuando notas cómo la amilasa descompone los hidratos de carbono del pan en azúcar. El alimento pasa a través de la garganta al esófago y de ahí al estómago. En el estómago, las glándulas gástricas producen unos dos litros de secreción digestiva, el jugo gástrico, al día. Se compone principalmente de ácido clorhídrico, que, sin embargo, está muy diluido en el estómago. Además, el jugo gástrico contiene la enzima pepsina, que puede descomponer las proteínas, y el llamado factor intrínseco. Este factor intrínseco sirve para absorber la vitamina B12 en el intestino delgado.

El duodeno, también llamado duodeno, se conecta al estómago como un tubo. Los conductos del páncreas, el páncreas y la vesícula biliar desembocan en el duodeno, enriqueciendo el intestino delgado con más secreciones digestivas. La secreción del páncreas contiene más enzimas para descomponer los hidratos de carbono, las proteínas, las grasas, el colesterol y los ácidos nucleicos, como el ADN y el ARN. La secreción de la bilis contiene principalmente ácidos biliares, que sirven sobre todo para digerir y utilizar las grasas. Por cierto, el líquido biliar se produce en el hígado; la vesícula biliar sólo sirve para almacenar este líquido. Después del duodeno viene el resto del intestino delgado, cuya función es descomponer y utilizar los nutrientes. Despúes del intestino delgado viene el intestino grueso. El intestino grueso sirve principalmente para absorber el agua de la pulpa de los alimentos y así espesarla. El intestino grueso está mucho más poblado de bacterias que el delgado. Para evitar que las bacterias y la pulpa alimenticia pasen del intestino grueso al delgado, ambos están separados entre sí por una especie de válvula. Despúes del intestino grueso, las heces entran en el recto y desde allí se excretan.

EL INTESTINO COMO PARTE DEL SISTEMA INMUNITARIO

Nuestro intestino, o tracto gastrointestinal, es un órgano enorme. Se encuentra entrelazado en nuestra cavidad abdominal en un espacio muy reducido, pero puede alcanzar una longitud total de siete u ocho metros. Es mucho, ¿no crees?

Pero eso no basta. Para poder absorber tantos nutrientes como sea posible de nuestros alimentos, nuestros intestinos necesitan una superficie lo más grande posible. La absorción de nutrientes a través de nuestros intestinos se denomina resorción. Pero como no hay espacio infinito en el cuerpo humano, la naturaleza ha ideado otra cosa para aumentar la superficie. Microscópicamente, nuestros intestinos están formados por millones de las llamadas vellosidades y criptas. Son elevaciones y depresiones microscópicas de nuestra mucosa intestinal. Imagina un paisaje en el que siempre se alternan montañas y valles, y millones de ellos. Gracias a esta construcción, nuestros intestinos son capaces de cubrir una superficie enorme en un espacio muy reducido, casi 400 metros cuadrados. Eso corresponde a ¡casi una cancha de baloncesto entera!

Visto en sección transversal, nuestro intestino consta de 3 capas. La capa más interna, que entra en contacto directo con los alimentos, es una capa de moco, también llamada mucosa. Está formada por enterocitos, es decir, las células típicas del intestino, y también contiene una cantidad especialmente grande de tejido linfático en forma de folículos linfáticos microscópicos. Éstos sirven para la defensa inmunitaria. En el centro hay una capa de músculo, que una vez más consta de dos capas, una de músculo anular y otra de músculo longitudinal. Esto mantiene el intestino en movimiento y le permite transportar los alimentos mediante contracciones. Esto también se denomina peristalsis. La capa más externa se denomina adventicia o serosa, según su posición en la cavidad abdominal; separa el intestino de la cavidad abdominal y está formada principalmente por tejido conjuntivo. Las células individuales del intestino están conectadas entre sí por las llamadas uniones estrechas, que son complejos proteicos que mantienen la estructura celular en su sitio.

Otra parte muy importante de nuestro intestino es el microbioma, también conocido como flora intestinal. Sin embargo, el término flora intestinal es algo erróneo, ya que los cohabitantes de nuestros intestinos no son, por supuesto, plantas, por lo que no lo utilizaré más aquí. La mayoría de las bacterias de nuestro microbioma se encuentran en el intestino grueso, en la capa mucosa, es decir, la más interna. Se calcula que en las paredes de nuestro intestino viven hasta 1.000 tipos diferentes de bacterias, ¡y que pesan casi 1,5 kilos! Eso parece mucho, pero cuando piensas en la cantidad de tareas que estos organismos realizan para nosotros, se explica mucho.

Las bacterias de nuestro intestino descomponen los hidratos de carbono y las proteínas, producen vitaminas, neutralizan los contaminantes y sirven de defensa inmunitaria. Las bacterias suelen tener una imagen bastante mala, ya que a menudo las asociamos con enfermedades o infecciones. Pero no es tan sencillo, veámoslo más de cerca. Las bacterias que nos son útiles, por ejemplo produciendo vitaminas o ayudando a la digestión dividiendo grandes moléculas, suelen vivir con nosotros en simbiosis o como comensales. Simbiosis significa que el huésped (el ser humano) y el parásito (la bacteria) se benefician mutuamente, porque la bacteria apoya nuestro suministro de nutrientes y el ser humano proporciona a la bacteria un lugar donde puede multiplicarse y crecer de forma óptima. Una situación en la que todos ganan. Los comensales, en cambio, son organismos que reciben una ventaja del hospedador, pero ni le benefician ni le perjudican. Sin embargo, pueden convertirse en patógenos, es decir, desencadenar una enfermedad o causar molestias. Esto ocurre, por ejemplo, después de que una persona haya tomado antibióticos durante un largo periodo de tiempo, porque los antibióticos, como su nombre indica, inhiben o matan las bacterias. En un post posterior explicaré cómo reequilibrar el intestino después de tomar antibióticos. Y ahora basta de hablar de la anatomía de nuestros intestinos. Mucho más importante es saber de qué va esto del "intestino permeable".

¿CÓMO SE DESARROLLA EL INTESTINO PERMEABLE?

La causa exacta de la permeabilidad de la pared intestinal aún no está del todo clara y probablemente depende de varios factores. Por ejemplo, la mucosa y el microbioma pueden ser atacados, lo que dificulta la defensa inmunitaria. También es posible que las uniones estrechas, es decir, la conexión entre las células, se destruyan o se aflojen, de modo que las sustancias nocivas puedan "atravesar" más fácilmente los huecos.

Se sospecha que determinadas toxinas, por ejemplo el alcohol, la nicotina y medicamentos como la cortisona, desencadenan el síndrome del intestino permeable. Sin embargo, también es posible que determinados alimentos puedan provocar el intestino permeable. Actualmente se sospecha del azúcar y la harina blanca, pero también de alimentos fermentados como el tofu o la salsa de soja. El estrés permanente y un estilo de vida poco saludable, por ejemplo haciendo poco ejercicio, también pueden favorecer el desarrollo del síndrome del intestino permeable. Los fármacos citostáticos, que se utilizan en el tratamiento del cáncer mediante quimioterapia, también son negativos para la salud intestinal porque inhiben la división celular y tienen un efecto muy agresivo. Por eso, los pacientes tratados con fármacos quimioterapéuticos suelen tener problemas intestinales adicionales. Básicamente, todo lo que es insano de todos modos favorece la fuga intestinal.

CONSECUENCIAS DE UN INTESTINO PERMEABLE

Como ya he comentado, a través de la pared intestinal permeable entran en nuestra sangre y en la circulación sustancias que realmente no pertenecen a ella. El organismo se defiende de ello intentando convertir las sustancias nocivas en inofensivas mediante reacciones alérgicas e inflamatorias. Esto puede dar lugar a muchos síntomas diferentes, cuya variedad hace difícil identificarlos claramente con el síndrome del intestino permeable. Por ejemplo, los afectados pueden padecer dolores articulares y musculares, así como problemas de concentración, acné, neurodermatitis, fatiga, enrojecimiento de la piel, picores, dolor abdominal intenso y diarrea.

Un estudio de Smith et al. en el Journal of Rheumatology demostró ya en la década de 1980 que los pacientes con enfermedades reumáticas tenían una mayor permeabilidad en la mucosa intestinal. Otro estudio realizado por investigadores suecos de la Universidad de Malmö en 2014 demostró que los pacientes que padecían esclerosis múltiple ya presentaban intestino permeable mucho antes.

EL DIAGNÓSTICO

Hay varias formas de diagnosticar el síndrome del intestino permeable. Sin embargo, como los síntomas son tan variados y bastante inespecíficos, el camino hacia el diagnóstico correcto suele ser largo.

Una opción diagnóstica es la prueba de lactulosa-manitol. La lactulosa es un azúcar formado por dos moléculas de azúcar diferentes, mientras que el manitol es un alcohol de azúcar. Se administra al paciente una mezcla de lactulosa y manitol, y unas horas después se puede analizar la orina y la sangre para detectar ambas sustancias. Una prueba llamativa de lactulosa-manitol puede indicar un síndrome de intestino permeable.

Además, existe la posibilidad de analizar el nivel de zonulina en la sangre o en las heces. La zonulina es una proteína que puede ser secretada por la mucosa del intestino. Se supone que la zonulina aumenta la permeabilidad de la mucosa intestinal al aflojar las uniones estrechas. Sin embargo, actualmente esto sigue siendo una teoría y aún no se ha investigado de forma concluyente. En teoría, el aumento de los niveles de zonulina también puede ser un indicio de intestino permeable. Se critica esta prueba por no hacer justicia a la complejidad de la mucosa intestinal y su función en la utilización de nutrientes, porque simplifica en exceso los procesos fisiológicos del intestino. Actualmente, la prueba de la zonulina no está cubierta por la mayoría de los seguros médicos obligatorios. Ambas pruebas han sido criticadas y no son concluyentes basándose únicamente en sus resultados. Un diagnóstico nunca debe consistir en una sola prueba, sino que siempre debe hacerse además mediante una anamnesis detallada, una exploración física y la investigación de las causas. Esto no sólo se aplica al síndrome del intestino permeable, sino en realidad a todos los cuadros clínicos.

Hay muchas autopruebas para el síndrome del intestino permeable en Internet. Algunos ofrecen pruebas que supuestamente son fáciles de realizar en casa, mientras que otros te permiten enviar muestras de heces, por ejemplo, que luego se examinan en un laboratorio. Te desaconsejo estas dudosas ofertas. Estas pruebas suelen ser increíblemente caras y no merecen la pena, porque hacen algún tipo de diagnóstico sin conocer los antecedentes del paciente. Definitivamente, no son significativas y no pueden sustituir en modo alguno a la consulta con un médico.

Intestino permeable e intolerancia a la histamina

Histamina: ¿has oído hablar de ella? La histamina es una hormona del cuerpo humano, consiste en una especie de modificación del aminoácido básico histidina. La producen, entre otros, los llamados mastocitos, que se encuentran principalmente en la piel y en el tracto gastrointestinal. Desempeñan un papel importante sobre todo en los procesos alérgicos, porque pueden reconocer antígenos y reaccionar en consecuencia. Pero también podemos absorber grandes cantidades de histaminas a través de los alimentos, de lo que hablaremos más adelante. En el tracto gastrointestinal, reaccionan al contacto con sustancias patógenas, por ejemplo aumentando la liberación de líquido en el intestino y el peristaltismo.

Esto puede provocar diarrea y una digestión y excreción más rápidas de las sustancias nocivas. La histamina se descompone en el organismo por la diaminooxidasa, DAO o histaminasa para abreviar. Las funciones de la histamina son múltiples y muy diferentes, según el órgano sobre el que actúe. En el estómago, la histamina aumenta la secreción de ácido gástrico. En el sistema circulatorio, puede dilatar o constreñir los vasos, es decir, influir en la circulación sanguínea. Además, la histamina puede hacer que se contraiga la musculatura lisa de nuestros bronquios, término que se utiliza para describir la musculatura que una persona no puede controlar voluntariamente, por lo que los bronquios pueden contraerse y dar lugar a problemas respiratorios, como en el asma. Todas las personas pueden tolerar bien cierta cantidad de histamina, pero si se ingiere más histamina, se producen reacciones alérgicas, por ejemplo picor, enrojecimiento de la piel, habones, dificultad respiratoria, diarrea y dolor abdominal intenso.

Hasta aquí la histamina en general; ahora me gustaría examinar más detenidamente la intolerancia a la histamina. En la intolerancia a la histamina, la cantidad de histamina que una persona puede consumir sin problemas se reduce considerablemente. Los síntomas que acabamos de mencionar en el caso de una "sobredosis" de histamina se producen mucho más rápidamente en las personas intolerantes. La causa de una intolerancia a la histamina suele ser una deficiencia o mal funcionamiento de la diaminooxidasa, la sustancia que se supone que descompone la histamina. Así, la histamina se acumula en el organismo y se produce una reacción alérgica.

Por desgracia, actualmente no existe ninguna terapia para la intolerancia a la histamina, pero los síntomas pueden aliviarse significativamente con una dieta baja en histamina. Tomar diaminooxidasa, es decir, la enzima que falta en las personas intolerantes a la histamina, no es actualmente una alternativa a una dieta baja en histamina, ya que los estudios aún no han podido demostrar un efecto positivo. En general, puede decirse que el contenido de histamina aumenta en los alimentos que se han madurado, almacenado y fermentado durante mucho tiempo. Los alimentos que contienen mucha histamina y que, por tanto, deben evitarse son, por ejemplo

• Carne en forma de salchichas, embutidos, salami, etc.

• Pescado y marisco salado y seco

• Queso (especialmente las variedades más maduras, por ejemplo el parmesano)

• Vino tinto

• Alimentos fermentados, por ejemplo tofu y salsa de soja

• Tomates, berenjenas, espinacas

• Kiwis, fresas, cítricos

• Cacao y chocolate

• Limones y fresas (en sentido estricto, no contienen mucha histamina, pero provocan una liberación de histamina en los mastocitos y, por tanto, deben evitarse).

Esto puede sonar como si no debieras comer nada si tienes una intolerancia a la histamina. Por supuesto, no es así. Me gustaría subrayar aquí que se trata de comer bajo en histamina y no sin histamina. Porque las personas intolerantes a la histamina también toleran cierta cantidad de histamina, sólo que menos que otras. Darte una lista completa de alimentos bajos en histamina sería ir demasiado lejos. Hay innumerables listas en Internet que puedes utilizar como guía. Entre los alimentos que contienen poca histamina y que normalmente pueden comerse sin problemas están:

• Carne y pescado en estado natural y sin conservar

• Leche, queso fresco, quark

• Semillas de chía, semillas de psilio, semillas de lino, coco, pistachos, semillas de calabaza

• Muchas verduras y frutas, por ejemplo arándanos, manzanas, mangos, melones, pepino, brécol, patatas, zanahorias y algunas más.

Actualmente no existe una norma de referencia para diagnosticar la intolerancia a la histamina. No se recomiendan las pruebas para medir la concentración de histamina o diaminooxidasa en la sangre, pues aún no han demostrado ser concluyentes. Sin embargo, existe la posibilidad de realizar una prueba de punción, en la que se coloca un pequeño pinchazo en la piel y se rocía con histamina. En caso de intolerancia, suelen formarse habones en la zona afectada, y si no desaparecen al cabo de 50 minutos, cabe suponer que la piel no puede descomponer adecuadamente la histamina.

Sin embargo, esta prueba tampoco significa que la histamina ingerida a través de los alimentos no pueda descomponerse adecuadamente. Por tanto, esta prueba tampoco es completamente fiable. Lo más sensato en este caso es también observar tu cuerpo. ¿Sueles tener picores, enrojecimiento de la piel, diarrea, dolor de estómago, dolor de cabeza o síntomas similares bastante inespecíficos después de comidas que contienen mucha histamina? Entonces una posible explicación es, sin duda, la intolerancia a la histamina. Si reduces la ingesta de histamina a través de la comida y los síntomas también se reducen rápidamente, el asunto se aclara con relativa rapidez.

Probablemente te estés preguntando qué tiene que ver todo esto con el síndrome del intestino permeable. Los síntomas de ambos son relativamente similares e inespecíficos y, además, el diagnóstico mediante una simple prueba no siempre es concluyente, de modo que, tanto en el caso de la intolerancia a la histamina como en el del síndrome del intestino permeable, la observación y los cambios adecuados en la dieta logran el mayor éxito. Por supuesto, una persona puede padecer ambos al mismo tiempo, por lo que siempre deben tenerse en cuenta ambos en el caso de los síntomas mencionados.

Intestino permeable e intestino irritable

El síndrome del intestino irritable, o colon irritable, es algo desagradable. Quizá ya hayas oído hablar de él. Los afectados por el síndrome del intestino irritable sufren graves molestias en el tracto gastrointestinal. Esto incluye diarrea, flatulencia, estreñimiento y fuertes dolores abdominales. Aunque el síndrome del intestino irritable no es una enfermedad peligrosa, puede causar mucho sufrimiento psicológico y físico. En la mayoría de las personas, los síntomas del síndrome del intestino irritable empeoran mucho con el estrés. Actualmente no está del todo claro cómo o por qué se desarrolla el síndrome del intestino irritable, pero muchos afectados presentan cambios similares en el intestino.

Por un lado, a menudo se altera el peristaltismo intestinal, es decir, las contracciones con las que el intestino mueve los alimentos. El peristaltismo está controlado por el sistema nervioso autónomo, la parte de nuestro sistema nervioso que no podemos controlar voluntariamente. Si nuestros intestinos reciben la información "equivocada" del sistema nervioso autónomo, por ejemplo si se contraen demasiado despacio, la comida permanece demasiado tiempo en los intestinos y esto puede provocar estreñimiento y dolor abdominal. La función principal de nuestro intestino grueso es la absorción de agua de la pulpa de los alimentos, por lo que ésta se espesa. Pero si el intestino se contrae demasiado deprisa, la comida no permanece en el colon el tiempo suficiente y no se puede absorber suficiente agua. Esto puede provocar diarrea.

Además, las personas que padecen el síndrome del intestino irritable suelen tener una mayor permeabilidad de la mucosa intestinal. ¿Entiendes lo que quiero decir?

Se ha observado que los pacientes de intestino irritable tienen uniones estrechas que se rompen con demasiada rapidez. Tal vez recuerdes que las uniones estrechas son los complejos proteicos que conectan firmemente las células de la mucosa intestinal. Si no hay suficientes uniones o si las uniones existentes no son lo bastante fuertes, la mucosa intestinal se vuelve permeable. Además, se descubrió que los pacientes de intestino irritable tienen un mayor número de células inmunitarias y de defensa en el intestino y a menudo también tienen un microbioma alterado en el intestino.

Por desgracia, al igual que ocurre con el síndrome del intestino permeable, es relativamente difícil diagnosticar el síndrome del intestino irritable. Por lo tanto, suele ser un diagnóstico de exclusión. Esto se refiere a diagnósticos que sólo pueden asumirse después de que el médico haya podido descartar todas las demás causas de los síntomas. Por ejemplo, las alergias y las intolerancias alimentarias también pueden ser la causa de la diarrea y el dolor abdominal; siempre debe descartarse ese motivo de las molestias. Para el diagnóstico, deben utilizarse sobre todo las tres "habilidades manuales" típicas del médico: Percusión, palpación y auscultación, es decir, golpear, tocar y escuchar. Examinando el sonido de los golpecitos en el abdomen, es posible averiguar si el intestino está lleno de aire o de heces, y en qué medida.

Mediante la palpación, la persona que trata al paciente puede ver si éste presenta engrosamiento o tensión en determinadas partes del intestino y si puede desencadenarse una sensación de dolor allí mediante la palpación. Además, el peristaltismo, es decir, la actividad y el movimiento de los intestinos, puede determinarse auscultando con un estetoscopio. Por último, un análisis de sangre puede determinar si hay inflamación. Un valor típico de inflamación en la sangre es la denominada PCR, que significa proteína C reactiva. El valor de la PCR aumenta en caso de inflamación y, por tanto, puede dar rápidamente indicios de procesos inflamatorios en el organismo. En las personas sanas, el valor normal de la proteína C reactiva es de unos 5 mg por litro. Sin embargo, es importante decir que el nivel de PCR aumenta con casi cualquier tipo de proceso inflamatorio en el organismo, por ejemplo también con un resfriado, por lo que no se limita únicamente a la inflamación intestinal. Por tanto, la causa de un valor elevado de PCR debe investigarse siempre mediante pruebas adicionales.

La DGVS, es decir, la Sociedad Alemana de Enfermedades Digestivas y Metabólicas, especifica que deben cumplirse al menos tres de los siguientes criterios para diagnosticar el síndrome del intestino irritable: deterioro grave de la calidad de vida debido a las molestias intestinales, las molestias no pueden deberse a la presencia de enfermedades similares, las molestias son persistentes y se producen al menos una vez a la semana.

Es muy importante que diga que la fiebre, la pérdida grave de peso y la sangre en las heces, por ejemplo, no están asociadas al SII. Tales síntomas pueden tener su origen en enfermedades graves del tracto gastrointestinal y, en cualquier caso, ¡deben ser aclarados por un médico!

Por desgracia, actualmente el síndrome del intestino irritable sólo puede tratarse sintomáticamente. Esto significa que el tratamiento no combate la causa, sino "sólo" los problemas resultantes. Como los síntomas pueden variar mucho, desde la diarrea hasta el estreñimiento, la terapia debe adaptarse siempre individualmente al paciente. Como ya se ha dicho, el estrés agrava mucho los síntomas en la mayoría de los afectados. Por lo tanto, debe evitarse el estrés en la medida de lo posible; encontrarás más información al respecto en el capítulo "Reducir el estrés". Además, deben evitarse los alimentos ante los que el organismo reacciona agravando los síntomas. Por ejemplo, se sabe que las legumbres provocan estreñimiento y flatulencia. En cambio, el café y los alimentos o especias picantes provocan diarrea o dolor abdominal a muchas personas, sobre todo a las que tienen el estómago o los intestinos sensibles.

Las terapias no farmacológicas, como la reducción del estrés y los cambios en la dieta, deben ser la primera opción para aliviar los síntomas. Sin embargo, si los síntomas persisten, también debe considerarse el uso de medicación. Según los síntomas, puede tratarse de analgésicos, antidiarreicos o laxantes, por ejemplo. Sin embargo, el uso de medicamentos siempre debe ser aclarado por un médico, sobre todo si se toman de forma permanente o muy a menudo. Pueden provocar efectos secundarios graves si no se dosifican correctamente o están contraindicados.

Mucha gente rehúye tomar medicamentos, sobre todo cuando las molestias son más bien "leves". En principio, por supuesto, no es sensato tomar paracetamol o ibuprofeno para cada pequeño dolor, eso probablemente esté claro. Por ejemplo, el ibuprofeno y el paracetamol se metabolizan en el hígado y provocan daños hepáticos. No hay efecto sin efecto secundario, como suele decirse. Sin embargo, sigue siendo muy importante comprender dos cosas. En primer lugar, no hay premios por ser valiente, al menos no para la mayoría de los adultos. Si te pasas el día tumbado en el sofá o en la cama con dolores y molestias, desgraciadamente al final nadie te lo agradece. Las personas con enfermedades crónicas tienden, sobre todo al principio de su diagnóstico, a avergonzarse de sus dolencias y a restringir su vida social a causa de ellas. A largo plazo, este tipo de comportamiento puede provocar problemas psicológicos, además de las dolencias físicas.

En segundo lugar, el dolor y el malestar permanentes pueden llevarnos a adoptar una postura protectora. En caso de fracturas óseas o daños en músculos y tendones, una postura protectora puede empeorar mucho el proceso de curación. Debido a la carga reducida, la zona afectada recibe menos flujo sanguíneo y movimiento que el lado sano. Además, esto crea desequilibrios y una tensión incorrecta en los músculos, lo que puede provocar dolor. Algo así puede ocurrir también con una postura de protección debida a dolencias intestinales, por ejemplo, si la persona afectada se tumba mucho o adopta una postura encorvada. Así que no hay nada que objetar a tomar medicamentos de forma responsable y con la aprobación de un médico.

Mencionar el SII y la intolerancia a la histamina en esta lectura era importante para mí porque ambos pueden ser diagnósticos diferenciales en relación con el síndrome del intestino permeable. Los diagnósticos diferenciales son enfermedades o diagnósticos que presentan síntomas muy similares a los de la enfermedad sospechosa. En medicina, es muy importante tener siempre presentes los posibles diagnósticos diferenciales, porque la terapia puede ser completamente distinta para los mismos síntomas. Por eso, para poder distinguir los diagnósticos diferenciales entre sí, es muy importante prestar especial atención a las causas de las dolencias.

33

¿Y qué puedo hacer yo ahora?

En primer lugar, puedes respirar aliviado. Padecer el síndrome del intestino permeable no es agradable, pero afortunadamente es relativamente fácil de tratar. Los tres componentes más importantes del tratamiento son un cambio en la dieta, una reducción de los niveles de estrés en la vida cotidiana y un tratamiento de apoyo con probióticos.

Otra buena noticia para ti: la mucosa intestinal tiene una tasa de mitosis muy elevada en comparación con el resto del cuerpo. La tasa de mitosis indica la rapidez con que se dividen las células del cuerpo, es decir, también se regeneran. Esto significa que con los cambios dietéticos y el tratamiento adecuados, puedes notar una rápida mejoría de los síntomas.

CAMBIAR LA DIETA

En el tratamiento del síndrome del intestino permeable, es indispensable, en primer lugar, cuestionarse la propia dieta y, a continuación, cambiarla de forma orientada a las necesidades. Más adelante explicaré con más detalle lo que quiero decir con "orientada a las necesidades".

Es cualquier cosa menos sensato limitarse a eliminar de la dieta alimentos como la harina blanca, el azúcar y los alimentos fermentados de la noche a la mañana. Es mucho más importante aprender a observar y comprender tu propio comportamiento alimentario y la reacción de tu cuerpo. También sé que esto no es tan fácil, pero sin embargo es muy importante aprender cómo funciona y reacciona tu propio cuerpo. Obsérvate a ti mismo: Por ejemplo, ¿qué comes los días que trabajas y tienes un nivel de estrés bastante elevado? ¿Cómo reacciona tu cuerpo? Compara tu dieta y la reacción de tu cuerpo con los días en que estás más relajado. Porque, como ya se ha dicho, el estrés también desempeña un papel importante en un intestino permeable. Por supuesto, lo mejor es anotar lo que comiste y cómo te sentiste después.

Por supuesto, puedes apuntarlo en un papel a la antigua usanza, pero ahora también hay algunas aplicaciones que son buenas para controlar los hábitos alimentarios. Independientemente de cómo quieras solucionarlo, una cosa es importante por encima de todo: mantente alerta. Cuanto más tiempo te observes, mejor podrás reaccionar a las necesidades de tu cuerpo. Esto a veces puede llevar algunas semanas, incluso algunos meses. Pero te lo prometo: ¡Vale la pena!

Si has observado que un determinado alimento aumenta en ti los síntomas del síndrome del intestino permeable, puedes empezar a eliminarlo cada vez más de tu dieta diaria. A veces esto no es tan fácil, lo sé. Estoy seguro de que la mayoría de vosotros se dará cuenta rápidamente de que el azúcar, por ejemplo, aumenta los síntomas del intestino permeable. Pero, por desgracia, hoy en día es casi imposible seguir una dieta sin azúcar. El azúcar se encuentra, incluso a menudo oculto, en innumerables alimentos. Además, la "abstinencia" del azúcar provoca en la mayoría de nosotros fuertes antojos e inicialmente también problemas de concentración, por lo que tarde o temprano aparece la insatisfacción. Puedes averiguar cómo reconocer los azúcares ocultos y contrarrestar los antojos mediante una dieta equilibrada en el capítulo "Guía alimentaria".

REDUCE EL ESTRÉS

Todo el mundo sabe que el estrés no es saludable. El estrés tiene un efecto negativo en nuestra psique y puede provocar enfermedades graves, como la depresión y el agotamiento. Pero el estrés también puede afectar físicamente al cuerpo. Muchos de vosotros probablemente ya habréis oído hablar de la gastritis relacionada con el estrés. Pero, ¿cómo afecta exactamente el estrés a nuestro cuerpo, sobre todo a los intestinos?

Nuestro sistema nervioso consta de una parte que podemos controlar nosotros mismos, por ejemplo moviendo activamente los músculos, hablando y mucho más. Otra parte de nuestro sistema nervioso no puede controlarse voluntariamente, esta parte se llama sistema nervioso autónomo y está formada por el sistema nervioso simpático y el parasimpático. El sistema nervioso parasimpático se activa cuando estamos en situaciones relajadas y seguras. Controla las funciones corporales que son vitales para el ser humano, pero que pueden "desconectarse" en situaciones peligrosas porque son más bien secundarias en la lucha por la vida o la muerte. Esto incluye, por ejemplo, la sensación de hambre o las ganas de ir al baño.

Su homólogo, el sistema nervioso simpático, en cambio, libera adrenalina y cortisol cuando nos encontramos en situaciones peligrosas. Estas dos sustancias aumentan nuestro rendimiento y utilizan la energía del cuerpo para funciones vitales, por ejemplo la fuerza muscular, asegurando así la supervivencia. Probablemente hayas oído hablar del famoso principio de "lucha o huida".

Pero, ¿qué ocurre cuando estamos constantemente expuestos al estrés en la vida cotidiana? Pues que el cuerpo activa el sistema nervioso simpático y la energía se utiliza para funciones del cuerpo que son necesarias para la supervivencia. La energía para estas acciones debe tomarse de las funciones "innecesarias" en ese momento, por ejemplo nuestros intestinos. De este modo, el peristaltismo, es decir, el movimiento de los intestinos para la digestión, se inhibe o incluso se detiene por completo. Esto puede provocar molestias como estreñimiento o dolor abdominal. Como consecuencia, también puede aparecer diarrea, porque si el intestino ya no puede extraer agua de los alimentos debido a la energía de la que ha sido privado, el agua se queda en la excreción. Ninguna de las dos cosas es muy agradable. Además, la adrenalina y el cortisol no sólo afectan a la distribución de la energía en el cuerpo, sino también al microbioma intestinal, porque tienen un efecto perjudicial sobre las bacterias que colonizan nuestro intestino. Si se inhiben las bacterias beneficiosas que favorecen la digestión, también se produce estreñimiento, diarrea o dolor abdominal.

Así que, para tener un cuerpo y un intestino sanos, es esencial mantener los niveles de estrés lo más bajos posible. Por supuesto, esto no siempre funciona. El estrés no es malo per se, ya que puede estimularnos y protegernos de situaciones amenazadoras. Pero cuando el estrés se convierte en una condición permanente, sencillamente no es sano. Cada persona tiene su propia estrategia para afrontar el estrés. Sal a pasear, medita, queda con amigos, empieza de nuevo a observarte y aprende lo que es bueno para tu cuerpo.

RESILIENCIA

La resiliencia es un término de la psicología y se refiere a la capacidad de reaccionar ante las crisis, superarlas y luego utilizarlas para el desarrollo personal. Un ejemplo sería un niño que crece en un entorno violento, pero que más tarde lleva una vida de éxito y utiliza los traumas del pasado para transmitir mejores valores a sus propios hijos en la edad adulta. Otro ejemplo es un adulto que no se rinde tras un duro golpe del destino o un trauma, quizá un accidente grave o la muerte de una persona cercana, sino que es capaz de continuar su vida.

Hay varios factores que pueden influir positiva o negativamente en la resiliencia de una persona, como sinónimo de lo cual también me gustaría utilizar aquí resiliencia. Por ejemplo, el apoyo del entorno social (amigos, familia, compañeros, etc.), la inteligencia y la capacidad de controlar las propias emociones tienen un efecto positivo sobre la resiliencia. Los efectos negativos los causan las relaciones tóxicas (ya sean amistosas, familiares o románticas) y una baja capacidad de impulso y autocontrol.

Según las investigaciones actuales, la resiliencia es en parte innata. Sin embargo, otra parte puede entrenarse. Ahora me gustaría examinar más detenidamente el entrenamiento en resiliencia. Se ha demostrado que el entrenamiento en resiliencia tiene poco efecto en los niños, pero puede tener un efecto notable en los adultos. El entrenamiento en resiliencia se basa básicamente en siete pilares:

1. Aceptación: Por desgracia, suena así, pero la aceptación desempeña un papel muy decisivo a la hora de afrontar las crisis y el estrés. Si una situación no puede cambiarse en ese momento, debes intentar sacar lo mejor de ella. Porque si le das demasiadas vueltas, desperdiciarás tus propios recursos.

2. Pensamiento positivo: A veces piensas para ti mismo: "hoy ha sido un día realmente malo, ha salido mal todo lo que podía haber salido mal de cualquier manera". Pero, ¿ha ido todo realmente mal hoy? En esos días, suele haber dos o tres cosas importantes que han ido realmente mal. Debes aceptarlo y luego pensar si hoy *todo* ha ido realmente mal. La mayoría de las veces, en esos días también hay algunas pequeñas cosas agradables que, de alguna manera, han quedado relegadas a un segundo plano por el día "malo". Quizá el precio del combustible era especialmente barato o la persona que te vendió el café era especialmente amable. Piénsalo.

3. Autopercepción: La mayoría de las personas se perciben a sí mismas mucho peor de lo que lo hace el mundo exterior. A menudo somos demasiado críticos con nosotros mismos porque carecemos de la capacidad de juzgarnos objetivamente, como a vista de pájaro. Sin embargo, es posible entrenarnos para evaluarnos sin prejuicios. Un ejemplo: Hoy has hecho una presentación importante en el trabajo. Al terminar, te vas a casa con la sensación de que has estado muy mal.

Ahora adopta una perspectiva metafórica a vista de pájaro, en este caso quizá la perspectiva de un colega que tenga una relación neutral contigo. ¿Qué tres puntos habría mencionado esta persona como elogio o crítica en relación con tu presentación?

4. Optimismo: Igual que tendemos a vernos peor de lo que somos, también tendemos a imaginarnos siempre el "peor de los casos". Así, al final, la decepción no es tan grande. Puede que sea así, pero entonces el incentivo para superar este obstáculo será igual de bajo. ¿Cómo podría ser el "mejor de los casos" y es realmente mucho menos probable que el peor de los casos?

5. Control y responsabilidad: Las personas resilientes saben que tienen influencia sobre el curso de ciertas cosas en su vida. Por supuesto, esto no se aplica a todo en la vida, por ejemplo, no a la muerte de un conocido. Si no estás contento con una situación, piensa en cómo podría cambiarse para mejor. Asume la responsabilidad de las cosas en las que se puede influir y no te quedes en el papel de víctima.

6. Compañeros: Las personas resilientes suelen tener una red social amplia y fiable. La mera idea de no estar solo ante un problema ayuda a muchas personas. Si no sabes qué hacer, habla de ello con alguien en quien confíes. Ser resiliente no significa resolver todos tus problemas por ti mismo.

7. Recordatorio: Cuando te enfrentes a un gran reto que parezca imposible de superar, intenta recordar: "¿Qué obstáculos he sido capaz de superar en el pasado? Antes de eso, me sentía igual que ahora y, sin embargo, conseguí hacerlo. Entonces también puedo superar esto".

LOS PROBIÓTICOS COMO TRATAMIENTO COMPLEMENTARIO

Los probióticos no deben confundirse con los prebióticos, de los que hablaré más adelante en la guía alimentaria. Los probióticos son preparados de microorganismos vivos no patógenos, es decir, que no causan enfermedades. Suelen contener bacterias, levaduras o algas microscópicas. Entre las bacterias que contienen los probióticos están los lactobacilos. Son bacterias que pueden producir ácido láctico a partir de la glucosa mediante procesos de fermentación. Otro microorganismo que suele encontrarse en los probióticos es la levadura de bello nombre Saccharomyces boulardii, también conocida como "levadura medicinal". El Saccharomyces boulardii suele recomendarse también para la diarrea persistente, porque esta levadura segrega unas sustancias llamadas proteasas que descomponen las toxinas. También puede aglutinar agentes patógenos y hacerlos así inofensivos.

Así, el modo de acción de los probióticos está garantizado por varios mecanismos. Los organismos que contienen pueden aglutinar patógenos, "destruir" su alimento o reducir el valor del pH, es decir, desplazarlo a un entorno ácido. La mayoría de las bacterias tienden a crecer de forma óptima en un entorno alcalino. Como he mencionado antes, los antibióticos pueden desordenar mucho el microbioma, lo que rápidamente provoca dolencias gastrointestinales.

En este caso, es útil tomar preparados probióticos por vía oral como medida preventiva tras finalizar la terapia antibiótica, para contrarrestar los problemas gastrointestinales. Es importante tomar probióticos en cantidades suficientes, pues de lo contrario no se garantiza su eficacia. Los preparados probióticos pueden adquirirse sin receta en la mayoría de las farmacias, pero sigue siendo una buena idea consultar a tu médico antes de tomarlos.

Guía alimentaria

A continuación, he creado una pequeña guía para ti, que debería darte un conocimiento más profundo de los alimentos que encuentras cada día. Debería facilitarte un poco la compra en el supermercado. En parte, también me referiré a los fundamentos químicos de las sustancias, pero no dejes que eso te desanime.

A veces puede resultar bastante difícil seguir la pista de la variedad de ingredientes artificiales o naturales que contienen ciertos alimentos. Para que puedas examinar más detenidamente los alimentos antes de echarlos al carro de la compra, en este capítulo encontrarás información más detallada sobre diversas sustancias.

Esta guía no consiste en "10 mandamientos" que debas seguir para introducir cambios positivos en tu salud intestinal. A todo el mundo le apetecen galletas, pasteles o patatas fritas, y eso es bastante normal y no es en absoluto malo. Sin embargo, comer un poco más sano y *de forma más consciente* no sólo beneficiará a tu intestino, sino también al resto de tu cuerpo. Así que considera esta guía como una especie de pauta en la que puedes inspirarte, pero sin tener que renunciar de repente a todo lo que no sea orgánico y saludable.

PREBIÓTICOS

Los prebióticos no son lo mismo que los probióticos. Ya lo he mencionado. Al tomar probióticos por vía oral, introduces bacterias y levaduras beneficiosas en tu organismo. Los prebióticos, en cambio, son más o menos alimento para los organismos que ya tienes dentro. Por tanto, apoyan los "recursos" existentes de tu cuerpo. El psilio y las semillas de lino, por ejemplo, se consideran prebióticos.

Su efecto es que son descompuestos por el microbioma del intestino. Esto produce sustancias como el ácido láctico, que a su vez sirven de alimento al microbioma. Además, durante la descomposición se producen ácidos grasos de cadena corta, los llamados ácidos carboxílicos, como el ácido butírico. Los ácidos contribuyen a que el valor del pH del intestino sea más bajo, es decir, más ácido. Como ya hemos aprendido, un entorno ácido dificulta el crecimiento de patógenos. Aunque las cáscaras de psilio y las semillas de lino no suenen atractivas, te prometo que es facilísimo incorporarlas a tu dieta. El psilio y las semillas de lino son pequeñas y prácticamente no tienen sabor propio. En cambio, son muy buenas para mezclarlas con el muesli y el yogur por la mañana. También puedes mezclarlas simplemente en la masa del pan y comerlas así. En realidad hay unas cuantas posibilidades, así que no dudes en probar lo que mejor te funcione.

PROTEÍNAS

Hoy en día, cuando recorres los pasillos de los supermercados, te fijas sobre todo en una cosa:

Proteínas, proteínas, proteínas. Casi todos los productos alimenticios anuncian un alto contenido en proteínas. Yogures, muesli, barritas, incluso pasta. Bueno, ¿qué tienen realmente estas proteínas? ¿No son sólo importantes para las personas que quieren desarrollar músculos en el gimnasio? Permíteme que te diga enseguida: no, en absoluto. Pero primero averigüemos de qué están hechas realmente.

Las proteínas, también llamadas proteínas, están formadas por aminoácidos. Hay 21 aminoácidos proteinógenos, es decir, aminoácidos que el cuerpo utiliza para fabricar proteínas. Los aminoácidos pueden tener distintas propiedades. Siempre constan de una estructura básica sólida, pero sólo se diferencian entre sí por un único "apéndice". Según las propiedades químicas de este apéndice, el aminoácido también puede reaccionar de forma ácida o básica y ser soluble o insoluble en agua. Varios aminoácidos se combinan para formar una proteína con la liberación de algo de agua. Las tareas de las proteínas en el organismo son múltiples. Sirven para el crecimiento celular, aceleran los procesos fisiológicos, almacenan oxígeno y mucho más. La necesidad diaria de proteínas para los adultos es de aproximadamente un gramo de proteína por kilogramo de peso corporal. A las personas que hacen mucho deporte y quieren aumentar su musculatura se les aconseja incluso comer 1,5 gramos por kilogramo de peso corporal. Así que puedes calcular fácilmente cuántas proteínas necesitas al día. Más adelante hablaremos de ello.

Un concepto importante en las proteínas es el valor biológico. Como ya se ha dicho, las proteínas están formadas por varios aminoácidos unidos entre sí. Cuanto más se parezca la composición de aminoácidos de una proteína a las necesidades de aminoácidos del organismo, mayor será el valor biológico de esta proteína. Así pues, el valor biológico describe lo bien que una proteína ingerida puede convertirse en proteína propia del organismo. Las proteínas están formadas en parte por nitrógeno y son la fuente más importante de nitrógeno para el ser humano. Por tanto, el valor biológico de una proteína puede calcularse en función de la absorción y liberación de nitrógeno. La proteína de los huevos de gallina, por ejemplo, tiene un valor biológico de 100. Le siguen, por ejemplo, el atún con 92, la leche de vaca con 82 y la carne de ave con 80. Sin embargo, el valor biológico no dice nada sobre el contenido de vitaminas u otros minerales y, por tanto, es más bien una guía y no una medida de lo saludable que es un alimento.

Los síntomas de una carencia de proteínas son, por ejemplo, cansancio y fatiga, caída del cabello, piel seca y uñas quebradizas. Las proteínas no sólo están ocultas en la carne, muchos frutos secos y legumbres contienen muchas proteínas. Entre ellas están, por ejemplo, los cacahuetes, las alubias, los garbanzos y las lentejas. Con una dieta consciente, en realidad es muy fácil cubrir las necesidades diarias de proteínas, incluso con una dieta vegetariana o vegana.

Hay un punto importante que no te he dicho hasta ahora. Las proteínas sacian más rápidamente que los hidratos de carbono y, sobre todo, sacian durante mucho tiempo. Esto significa que con una ingesta diaria suficiente de proteínas puedes evitar los antojos, que suelen acabar con el consumo de montañas de azúcar. Si los antojos ya están ahí, también puedes combatirlos con un tentempié rico en proteínas, por ejemplo con frutos secos o una barrita de proteínas. De este modo, las proteínas no sólo te ayudan a perder peso, ya que la duradera sensación de saciedad hace que se consuman menos hidratos de carbono y calorías, sino que también tienen un efecto positivo sobre el intestino permeable, ya que te ayudan a comer menos azúcar.

HIDRATOS DE CARBONO Y AZÚCAR

Hidratos de carbono y azúcar. A algunas personas les dan escalofríos sólo con oír estas palabras. Pero eso no está justificado. De todos modos, la inmensa mayoría de los alimentos no pueden encasillarse como "buenos" o "malos" y siempre deben considerarse de forma diferenciada. Al igual que con las proteínas, empecemos por la base química de estas dos sustancias. Los hidratos de carbono están formados por moléculas de azúcar y pueden clasificarse según el número de moléculas de azúcar de su estructura básica.

En primer lugar, están los azúcares simples, que, como ya puedes imaginar, están formados por una molécula de azúcar. Entre ellos están, por ejemplo, la glucosa y la fructosa, que, como sabes, también tienen sabor dulce. A continuación vienen los azúcares duales, formados por dos moléculas de azúcar. Esta categoría incluye la lactosa, es decir, el azúcar de la leche, y la sacarosa, el conocido azúcar doméstico. Estos dos también tienen sabor dulce. Por último, están los polisacáridos, que constan de más de dos moléculas de azúcar. El representante más conocido de éstos es el almidón, que ya no sabe dulce. Los distintos tipos de azúcar tienen propiedades diferentes, por ejemplo, pueden ser utilizados por el organismo a ritmos distintos.

La Sociedad Alemana de Nutrición (DGE) recomienda que al menos el 50 % de la energía alimentaria diaria proceda de los hidratos de carbono, pero aquí tengo que intervenir directamente: el contenido de azúcar de estos hidratos de carbono debe ser lo más bajo posible. Una lástima. Fuentes saludables de hidratos de carbono son, por ejemplo, los boniatos, los copos de avena, la quinoa o las legumbres. Por su alto contenido en proteínas, las legumbres son especialmente saludables.

Ahora sabemos que no todo el azúcar es igual. Hay innumerables nombres de azúcares insanos en los ingredientes de los alimentos, por lo que a veces es difícil ver dónde contiene azúcar y dónde no. Una dieta completamente libre de azúcar es ciertamente posible, pero yo personalmente no la recomendaría. Nuestro cuerpo necesita azúcar e hidratos de carbono para trabajar y funcionar. Nuestro cerebro necesita incluso 140 gramos de azúcar al día.

Sólo quiero animarte a consumir conscientemente un poco menos de azúcar. El azúcar se encuentra en muchos alimentos que estarían bien sin él, por ejemplo en el pan crujiente, el pan, el pesto, los yogures de frutas, el queso crema, diversas pastas para untar y otros productos. Sin embargo, hay suficientes alternativas que no contienen azúcar y que puedes encontrar rápidamente en la estantería si te tomas el tiempo necesario. Las alternativas sin azúcar no saben menos que los productos con azúcar. La mayoría de las veces ni siquiera notas la diferencia. Además, los productos sin azúcar no sólo son ecológicos y caros, sino que suele bastar con la propia marca del supermercado.

GRASA

Sorpresa: en el fondo, las grasas tampoco son malas. Las grasas están formadas por ácidos grasos, es decir, los ácidos carboxílicos de cadena larga que he mencionado antes. Químicamente, las grasas se distinguen de otras macromoléculas, como las proteínas y las grasas, principalmente por su escasa solubilidad en agua. Hay lípidos apolares, que no se disuelven en absoluto o muy poco en el agua, y lípidos anfifílicos. Éstos constan de una parte soluble en agua y otra insoluble en agua. Un ejemplo de ello son los fosfolípidos que componen nuestra membrana celular. Los lípidos que ingerimos a través de los alimentos suelen ser apolares, lo que significa que no pueden disolverse en agua. Debido a su apolaridad y tamaño, no pueden ser absorbidos por las células de nuestra mucosa intestinal. Por eso tienen que ser descompuestos durante la digestión por las llamadas lipasas, que son enzimas, y luego se empaquetan en estructuras hidrosolubles para que puedan ser absorbidos y metabolizados.

Los ácidos grasos que componen nuestras grasas también pueden clasificarse. Hay ácidos grasos

saturados, monoinsaturados y poliinsaturados.
Los ácidos grasos saturados constan sólo de
enlaces simples entre los átomos de carbono, pueden ser producidos por nuestro propio cuerpo y
se encuentran, por ejemplo, en la mantequilla y el
aceite de palma. Los ácidos grasos monoinsaturados tienen un doble enlace entre los átomos de carbono, se encuentran en el aceite de oliva y el aceite
de colza, entre otros. Por último, tenemos los ácidos grasos poliinsaturados, que tienen dos o más
dobles enlaces. Representantes especialmente importantes de este grupo son los ácidos grasos
omega-6 y omega-3, esta denominación indica la
posición del último doble enlace en la molécula. Se
ha demostrado que los ácidos grasos omega-3 y
omega-6 reducen el riesgo de enfermedades del
sistema cardiovascular, como los infartos de miocardio y las cardiopatías coronarias.

Son esenciales, lo que significa que nuestro
cuerpo no puede producirlos por sí mismo y, por
tanto, necesitamos obtenerlos de los alimentos. Lo
ideal sería consumir omega-6 y omega-3 en una
proporción de 5 a 1, pero la mayoría de la gente
consume bastante más omega-6. Por tanto, tiene
sentido prestar más atención a la ingesta de

omega-3. El aceite de lino y las semillas de lino, las nueces y el pescado azul, como el salmón y el arenque, son especialmente ricos en omega-3. Sin embargo, es más saludable obtener el omega-3 de fuentes vegetales, ya que éstas contienen más ácidos grasos insaturados y las fuentes animales suelen contener más ácidos grasos saturados.

Los ácidos grasos también pueden dividirse en forma cis y trans. Los ácidos grasos trans son perjudiciales para el organismo; se ha demostrado que favorecen las enfermedades coronarias y los trastornos lipometabólicos, por ejemplo. El ejemplo más conocido de formación de ácidos grasos trans es la hidrogenación de las grasas, que se utiliza principalmente en la producción de margarina. También se sospecha que las grasas trans se forman cuando los aceites se calientan varias veces, razón por la cual la grasa para freír nunca debe utilizarse más de una vez.

HIDRATOS DE CARBONO, GRASAS Y PROTEÍNAS EN LAS PROPORCIONES ADECUADAS

Ahora hemos repasado las tres macromoléculas más importantes en relación con la nutrición. Espero no haberte aburrido demasiado con los fundamentos químicos. Pero no quería dejar de mencionarlo porque creo que todo el mundo debería haber oído hablar de ello al menos una vez, especialmente, por supuesto, las personas que intentan comer más sano. Un conocimiento más profundo de nuestros alimentos y de las sustancias que los componen ayuda enormemente.

Por último, me gustaría abordar un tema importante. No sólo es importante comer hidratos de carbono, grasas y proteínas de forma saludable, sino también distribuirlos adecuadamente. Cuántas calorías debe comer una persona al día depende del sexo, la edad, la actividad, la altura, el peso y otros factores. Si quieres, puedes calcularlo exactamente en algunos sitios web. Como orientación aproximada, sin embargo, puedes tomar unas 2000 kcal al día.

No me malinterpretes, no se trata de perder peso. Se trata de llevar un estilo de vida sano, que también depende del número de calorías que ingerimos cada día. Las enfermedades cardiovasculares, por ejemplo los infartos de miocardio, los derrames cerebrales y las cardiopatías coronarias, son la primera causa de muerte en Alemania. Los principales factores de riesgo de estas enfermedades son la obesidad y la diabetes. También en el caso del síndrome del intestino permeable sabemos ahora que una dieta sana es un componente importante de la terapia.

Volvamos a las 2000 kcal diarias. Estas 2000 kcal deben consistir en una determinada cantidad de hidratos de carbono, proteínas y grasas. De nuevo, esto depende de factores como el sexo y la actividad, pero volveremos a utilizar la pauta aproximada como ilustración. Esto supone unos 265 gramos de hidratos de carbono, 65 gramos de grasas y 75 gramos de proteínas al día. La mayoría de la gente come muy pocas proteínas, pero mucha grasa y, sobre todo, muchos hidratos de carbono de rápida digestión. Como resultado, la sensación de hambre vuelve mucho más rápido después de la comida y consumimos más calorías (poco saludables) al final del día de lo que sería bueno. Hay muchas apps que te permiten determinar individualmente tu objetivo calórico y el número de gramos de macromoléculas al día en función de tu estatura, peso, etc. Luego puedes introducir en la app lo que has comido a lo largo del día. Puedes hacerlo manualmente mirando la tabla de valores nutricionales en la parte posterior del alimento, pero también de forma muy sencilla con un escáner de código de barras utilizando la cámara de tu teléfono móvil.

Por supuesto, no hay absolutamente nada malo en no llegar a los valores exactos. Estos valores sirven de guía y a veces pueden superarse o quedarse cortos. Si simplemente intentas ceñirte a los valores aproximados, eso ya es un gran paso en la dirección correcta. Mirar un poco más a menudo la tabla de valores nutricionales de los alimentos que sueles comprar y comer también te dará una idea a lo largo del tiempo de cuánto valor añadido te aporta un alimento. No sé tú, pero en el pasado no podía hacer nada con los valores de esta tabla. Una barrita de frutos secos con 3 gramos de proteínas y 16 gramos de hidratos de carbono, ¿qué se supone que me dice eso ahora?

En resumen: 6 pasos para tratar un intestino permeable

1. Haz un seguimiento de tus hábitos alimentarios, la forma más fácil de hacerlo es mediante una aplicación. De este modo también podrás ver retrospectivamente qué alimentos has comido y cómo ha reaccionado tu cuerpo ante ellos. Debes

intentar evitar los alimentos que aumentan o no mejoran tus síntomas.

2. ¡Vigila cuando compres alimentos! Si has notado que los azúcares industriales aumentan tus síntomas, debes comprobar cuidadosamente los alimentos del supermercado. Esto puede llevarte algún tiempo al principio, pero con el tiempo llegarás a conocer mejor los distintos alimentos. Presta especial atención a los nombres de ciertos alimentos, por ejemplo, maltosa y sacarosa son también nombres de azúcar.

3. Reducir el estrés: es más fácil decirlo que hacerlo, lo sé. En el capítulo asociado expliqué detalladamente qué es la resiliencia y por qué el estrés puede ser tan poco saludable para nosotros. Reducir el estrés o aprender a afrontarlo adecuadamente es un proceso. Cada persona puede influir positivamente en su forma de afrontar el estrés. Es posible, pero no de la noche a la mañana. Tómate tu tiempo y no seas demasiado duro contigo mismo.

4. Combate la causa, no los síntomas. El tratamiento sintomático aliviará los síntomas durante un breve periodo de tiempo, pero no es una solución permanente para una vida sin síntomas. Hay consejos detallados al respecto en el capítulo "¿Y qué puedo hacer yo? Si remediar la causa no te proporciona ningún alivio, no tengas miedo de recurrir a la medicación tras consultar al médico.

5. Dado que los síntomas del síndrome del intestino permeable son bastante inespecíficos y variados, hay otros diagnósticos que presentan los mismos síntomas pero tienen una causa completamente distinta y, por tanto, deben tratarse de forma diferente. Por tanto, al diagnosticar el síndrome del intestino permeable, es esencial excluir los diagnósticos diferenciales. Los diagnósticos diferenciales incluyen el síndrome del intestino irritable y la intolerancia a la histamina.

6. Cambiar tu dieta no funciona de la noche a la mañana, porque se necesita tiempo para notar los efectos positivos. Para que no pierdas la gracia en el asunto y sigas siendo constante, es importante que no te prohíbas nada. Incluso con un cambio de dieta, no pasa nada por comer alimentos poco saludables de vez en cuando.

Palabras finales

Uno de los aspectos más importantes del cambio de dieta es mantenerse constante y desarrollar hábitos alimentarios responsables. No tiene sentido prohibirse ciertos alimentos. Puede que funcione durante dos o tres semanas, pero no de forma permanente. Si nos prohibimos algo, sólo conseguiremos que nos apetezca más. Además, el propósito positivo del cambio queda eclipsado por la connotación negativa de la abstinencia estricta. No es en absoluto malo beber alcohol o comer azúcar de vez en cuando, ni te matará ni destruirá todos los éxitos del cambio dietético hasta ahora. Si has aprendido a observar tu cuerpo y su reacción a los distintos alimentos, te darás cuenta rápidamente de que una cierta cantidad de alimentos poco saludables no provoca una mala reacción.

Por último, también es muy importante para mí decir que debes encontrar un médico con el que te sientas bien atendido. Las molestias no específicas, como problemas de concentración, fatiga, diarrea o dolor abdominal, a menudo se juzgan mal y se descartan como irrelevantes. Sin embargo, si estas molestias se producen de forma permanente, no es normal y debe remediarse la causa. No hay razón para tener que lidiar con molestias permanentes que en realidad son tratables.

Tanto en medicina como en psicología, el término "sesgo" puede traducirse aproximadamente como "error de pensamiento". En el contexto médico, el sesgo se refiere al fenómeno de que discriminamos inconscientemente a algunas personas por diversos motivos, por ejemplo, por su sexo, color de piel o religión. Como consecuencia, las quejas de la persona afectada son percibidas de forma distorsionada por el médico. Por ejemplo, a las mujeres se les atribuye estereotipadamente ser más sensibles y susceptibles al dolor que los hombres. Por tanto, a las mujeres se les recetan analgésicos con menos frecuencia. Síntomas como el estreñimiento y el dolor abdominal o los calambres abdominales también suelen ser objeto de errores de pensamiento y se explican con dolencias del periodo, y ello sin investigar a fondo las causas de las dolencias. Si crees que no se toman en serio tus quejas, debes buscar tratamiento en otra persona. No te dejes convencer de que es normal tener siempre problemas intestinales.

* 9 7 9 8 2 2 3 7 9 4 8 3 7 *